CONSIDÉRATIONS
SUR L'EMPLOI DU CHARBON

POUR LA

PURIFICATION ET LA CLARIFICATION DES EAUX,

Par M. T. DUCOMMUN,

Docteur en médecine, chevalier de la Légion-d'Honneur,
ancien élève des hôpitaux civils et militaires de Paris, co-propriétaire de l'établissement
des eaux filtrées de la Boule-Rouge, etc.. etc.;

SUIVIES

D'UN PROCÈS-VERBAL

DE M. BOUCHARDAT,

*Professeur agrégé en la Faculté de médecine de Paris, pharmacien en chef
de l'Hôtel-Dieu, etc.*

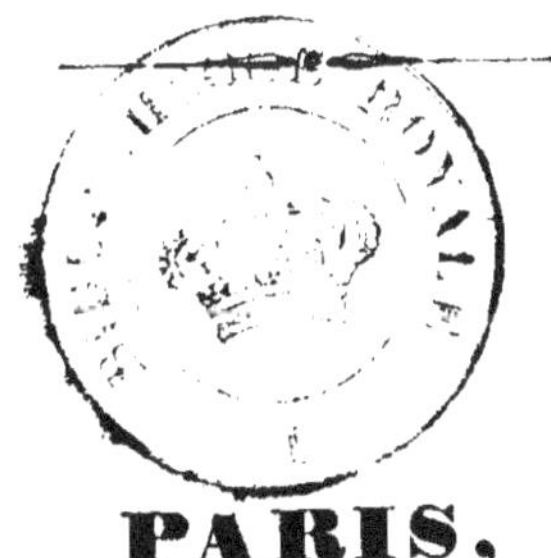

PARIS,

IMPRIMERIE DE PAUL DUPONT ET COMP.,
Rue de Grenelle-St-Honoré, 55.

1839.

CONSIDÉRATIONS

SUR

L'EMPLOI DU CHARBON

POUR LA

PURIFICATION ET LA CLARIFICATION DES EAUX.

Au moment où l'administration municipale, avec une sollicitude digne de sa haute mission, s'occupe de la purification des eaux distribuées aux habitans de Paris, je crois devoir lui soumettre quelques observations sur un sujet qui intéresse à un si haut degré l'hygiène publique.

L'eau qui fait souvent notre unique boisson, et dont les usages sont si nombreux et si variés dans l'économie domestique, est susceptible de se corrompre en s'emparant de matières animales et végétales qui y développent des miasmes putrides, la rendent nuisible à la santé, causent des fièvres, des dyssenteries, et contribuent à augmenter toutes les maladies.

Hippocrate, Pline, tous les philosophes anciens et les chimistes jusqu'à la fin du xviiie siècle se sont occupés de rendre les eaux potables. A cette époque on se servait de couches de sable, de grès, de pierres ponces au travers desquelles on passait les eaux pour les clarifier : ces filtres, dont on fait encore usage et que l'ignorance a conservés, doivent être rejetés à cause de leur nullité d'action ; les matières inertes dont ils sont composés n'absorbent pas les gaz méphitiques qu'elles contiennent et ne peuvent que les clarifier mais non les dépurer.

Il était réservé au chimiste Lowitz de résoudre cet important problème en démontrant la propriété qu'a le charbon d'enlever aux substances animales et végétales qui se putréfient, leur odeur et leur saveur désagréables.

Peu de temps après, en 1800, MM. Smith et Ducommun,

faisant application de ce principe, établirent des filtres-charbon pour la clarification et la désinfection des eaux corrompues, croupies et fétides. Dans les expériences faites devant les professeurs de l'école de médecine et les commissaires de l'Institut, on eut la preuve que ces filtres rendaient potable et saine de l'eau de mare dans laquelle on avait fait macérer des débris d'animaux ; dans son rapport sur l'amélioration des arts depuis 1789, l'Institut déclare que les filtres-charbon assurent partout la salubrité des eaux (extrait du *Moniteur* du 8 février 1808.) On peut acquérir une conviction sur les propriétés désinfectantes des filtres-charbon Smith et Ducommun, par les articles contenus dans les ouvrages suivans : 1° *Dictionnaire des Sciences Médicales* tome 4, page 541 ; 2° *Dictionnaire de Médecine* en 18 volumes, tome 5, page 84 ; 3° *Élémens de Chimie* par M. Orfila, 1er volume, page 115, etc.

En 1803 Berthollet, dans les travaux qu'il a communiqués à l'Institut, nous a appris qu'en charbonnant l'intérieur des tonneaux, l'eau pouvait s'y conserver pendant long-temps sans contracter aucune mauvaise odeur, et c'est ce qui a été confirmé par les navigateurs dans des voyages de long cours. Un tonneau ainsi préparé a conservé à l'École polytechnique, pendant plus de quinze ans, de l'eau sans qu'elle ait éprouvé aucune altération. Le charbon est encore employé pour décolorer une foule de substances : ainsi il suffit de le mettre en contact avec le vinaigre et les acétates colorés, la crême de tartre, l'eau de vie de grains, l'huile empyreumatique de corne de cerf, les sucs sucrés, les teintures de jalap, de bois de sandal, de cochenille, etc., pour qu'il leur enlève la couleur. La propriété qu'a le charbon d'enlever l'odeur et la couleur à toute sorte de substances dépend autant de l'action chimique qu'il exerce sur les parties odorantes que de son action mécanique qui peut le faire considérer comme le meilleur filtre propre à retenir les matières en suspension.

Enfin, en 1834, à l'article CHARBON du *Dictionnaire de la Conversation et de la Lecture*, M. L. Gaultier de Claubry,

en parlant de la propriété absorbante de cette substance
et de ses applications, traite cette matière avec une connais-
sance si profonde que je crois devoir citer quelques pas-
sages de son travail ; il dit : « Cette propriété absorbante du
« charbon qui semblerait, au premier abord, n'avoir d'intérêt
« que sous le rapport scientifique, en offre un très grand
« sous le point de vue de ses applications : elle offre le
« moyen de purifier un grand nombre de corps, et d'en
« conserver d'autres qu'il est important de préserver de
« diverses altérations auxquelles ils seraient exposés ; nous
« ne citerons que trois exemples : c'est sur elle qu'est
« fondée la purification de l'eau qu'on emploie à Paris
« pour les usages domestiques ; et dans les voyages de long
« cours, on peut garder de l'eau potable pendant un temps
« indéfini, ce qui est sans contredit l'une des plus utiles
« applications que l'on ait jamais faites. On peut aussi dé-
« sinfecter instantanément des matières en décomposition
« putride par le moyen du charbon, telle est l'action du
« noir animalisé. Lowitz, chimiste russe, avait remarqué
« que le charbon enlevait leur odeur à un certain nombre
« de corps : on appliqua bientôt cette observation à la pu-
« rification de l'eau ; plusieurs établissemens se formèrent
« sur ce procédé, et maintenant la capitale est abondam-
« ment fournie d'eau clarifiée par le moyen des filtres-
« charbon. Nous ne décrirons pas ici la manière de les dis-
« poser, nous renvoyons aux articles EAU ET FONTAINES
« FILTRANTES. Nous nous bornerons à rapporter quelques
« expériences qui prouvent combien facilement le charbon
« peut enlever à l'eau toute odeur ou saveur provenant de
« matières gazeuses. Pour bien comprendre ce qui se passe
« dans cette circonstance, il faut dire d'abord que l'eau
« peut devoir la saveur désagréable qu'elle présenterait à
« des sels qu'elle tiendrait en dissolution ; le charbon ne
« pourrait la lui enlever ; mais presque toutes les eaux ren-
« ferment en suspension ou en dissolution des substances
« organiques ; dans beaucoup de cas, ces matières sont en
« proportion assez considérable, et par la décomposition

« qu'elles sont susceptibles d'éprouver elles développent
« souvent une odeur infecte et procurent à l'eau une saveur
« qui la rend impotable ; il suffit de la filtrer au travers
« d'une couche de charbon pour lui enlever l'une et l'autre ;
« et, pour le prouver, nous citerons les deux faits suivans :
« de l'eau puisée dans le ruisseau de la rue, filtrée de cette
« manière devient transparente, ne conserve de saveur que
« celle qu'elle pourrait devoir à des sels et perd entière-
« ment son odeur ; on peut la boire. Il en est de même de
« celle dans laquelle on a laissé se putréfier des matières
« animales. Si l'on sépare l'eau du charbon qui a servi à la
« désinfecter elle peut reprendre, après un temps plus
« ou moins long, l'odeur ou la saveur qui la rendait repous-
« sante ; cet effet est dû à ce que le charbon ne peut enlever
« que les gaz développés, et que les matières organiques
« qui restaient en dissolution ont pu, hors de l'influence de
« ce corps, continuer à se décomposer et développer de
« nouveaux gaz, qui exercent la même action que ceux
« qu'on avait enlevés. »

On voit par ce qui précède que les propriétés désinfectantes du charbon ont été reconnues et appréciées par tous
les chimistes : la seule objection que l'on ait faite, c'est
qu'au bout d'un temps plus ou moins long l'eau, après avoir
été dépurée, se corrompt de nouveau. Jusqu'ici on n'avait
pas indiqué le temps que l'eau dépurée met à se corrompre ;
j'ai prié M. Bouchardat, pharmacien en chef de l'Hôtel-
Dieu, professeur agrégé en la faculté de médecine, connu
par de savans travaux et ses analyses des eaux de Paris,
de constater avec moi ce laps de temps, et l'on verra par le
procès-verbal ci-rapporté que ce temps est bien plus que
suffisant pour leur consommation, puisque des eaux de la
Seine et de l'Ourq, filtrées au charbon, étaient aussi fraî-
ches et aussi limpides, après quinze jours de conservation,
que si l'on venait de les filtrer ; et que de l'eau infecte de
l'égout Saint-Jacques, traitée de la même manière, n'avait
pas, au bout de douze jours, repris ses propriétés méphitiques.

On a encore objecté, relativement à l'emploi du charbon, qu'il privait l'eau d'une portion de son air et la rendait ainsi plus lourde; cette objection est peu fondée, si l'on veut considérer la très petite quantité d'air absorbé, 1/26 environ de ce qu'elle en contient; et d'ailleurs l'eau ne reprend-elle pas ce 1/26 d'air à l'air ambiant, en tombant des filtres et des tuyaux dans des réservoirs; de ceux-ci, lorsqu'elle descend remplir des tonneaux, quand elle est reçue dans les seaux, versée dans les fontaines, et des fontaines dans les vases où elle est consommée? Au surplus, et en admettant que cette objection soit fondée, ne serait-il pas facile de la détruire en agitant l'eau par un mécanisme?

On a encore avancé que le charbon, après avoir absorbé les quantités de gaz dont il est susceptible de s'imprégner, ne devait plus être considéré que comme matière inerte, et qu'on pouvait alors l'assimiler à du grès ou du sable, sauf l'inconvénient de son tassement qui fait obstacle à la filtration; le charbon étant poreux et hérissé d'aspérités, les corps en suspension viennent s'y fixer, ainsi qu'on voit, dans certaines fontaines chargées de sels de chaux, les corps que l'on y laisse séjourner un certain temps produire des pétrifications artificielles; puis enfin ce tassement que l'on redoute tant, ne se fait-il donc sentir que lorsque le charbon a perdu son action absorbante? Il existe dès l'instant qu'il se trouve sous la pression donnée, et si, au bout de deux ou trois jours, il fait obstacle à la filtration, c'est que le filtre est engorgé de vase, qu'il faut renouveler le charbon et les matières inertes qui le composent.

Les eaux de la Seine, comme l'a consigné M. Orfila dans le tome vii, page 189 du *Dictionnaire de Médecine*, après avoir parcouru des plaines fertiles où elles ont reçu une quantité de substances organiques susceptibles de se décomposer et d'en altérer la pureté, traversent encore de grandes villes où elles reçoivent des immondices et peuvent être fort insalubres; l'été, elles sont encore plus mauvaises lorsque les eaux sont basses, et que les chaleurs et les pluies d'orage les peuplent d'insectes.

Les eaux de l'Ourcq exhalent souvent, pendant l'été et l'automne, une odeur assez prononcée de marécage, qu'elles doivent en partie aux herbes aquatiques qu'il contient ; ces herbes donnent encore à l'eau une teinte verdâtre et des filamens de même couleur qui adhèrent aux parois des vases et font repousser ces eaux de la consommation. Il serait à désirer que les eaux de la Beuvronne, qui viennent se jeter dans le canal après avoir traversé des terrains marécageux, fussent détournées.

Les eaux de la Seine et du canal de l'Ourcq, qui fournissent presque seules à l'approvisionnement et à la consommation de Paris, sont donc insalubres une partie de l'année ; et fréquemment elles déterminent, par leur usage dans la classe peu aisée, des maladies qu'il serait facile de lui éviter en adoptant le système si simple de la filtration au charbon.

Le charbon étant indispensable à la purification des eaux, il est important de déterminer les quantités nécessaires pour les assainir ; car il est évident que ces proportions doivent varier suivant le degré de corruption. M. Théodore de Saussure a reconnu que le charbon de bois incandescent, puis éteint sous le mercure pour le refroidir, et introduit dans une cloche pleine de gaz et posée sur le mercure, a absorbé 90 volumes de gaz ammoniac, 85 de gaz acide hydrochlorique, etc. Dans l'industrie, où l'on n'agit pas comme dans un laboratoire, le charbon de bois ordinaire ne se trouvant pas dans des conditions si favorables, une expérience de plus de vingt ans m'a prouvé qu'il pouvait absorber de 45 à 50 volumes. Ainsi, un décimètre cube de charbon dépurerait 45 décimètres cubes de l'eau la plus fétide et la plus corrompue ; celles de la Seine et de l'Ourcq n'étant pas dans ces conditions, et contenant au plus 1/15 de matières corrompues, un décimètre cube dépurerait 625 décimètres cubes : c'est sur cette base que MM. les ingénieurs ont traité le marché de purification et de clarification des eaux de la Boule-Rouge.

Comme l'efficacité du charbon pour la purification et la conservation des eaux est bien démontrée par les nombreux témoignages des auteurs précités, par le procès-verbal de M. Bouchardat et une longue expérience, la ville, voulant gratifier les habitans de la capitale d'eau clarifiée, peut-elle la leur livrer sans être dépurée ? Sans charbon, l'amélioration ne serait qu'illusoire, et il n'y aurait pas progrès, tandis que, pour un minime surcroît de dépenses qu'elle ne peut qu'approuver, elle donnerait à ses administrés une eau toujours claire et salubre.

RÉSUMÉ.

Il est reconnu :

1° Que les filtres de sable, grès, ou de tout autre matière inerte, sont impuissans pour la purification de l'eau ;

2° Que le charbon est le seul corps qui puisse absorber les gaz délétères qu'elle contient ;

3° Que sans lui il n'y a pas de purification d'eau possible ;

4° Qu'il doit être considéré comme la meilleure substance propre à filtrer en purifiant ;

5° Que l'eau, filtrée et dépurée par le charbon, se conserve pendant un temps plus que suffisant à sa consommation ;

6° Que l'administration ne peut refuser une amélioration qui intéresse si vivement la santé publique.

Procès-verbal d'expériences entreprises dans le but de s'assurer de l'efficacité du charbon dans la filtration et dépuration des eaux de Paris.

Nous avons examiné comparativement de l'eau du canal de l'Ourcq, 1° telle qu'elle arrive dans les conduits de distribution à la Boule-Rouge ; 2° cette même eau filtrée au sable et au grès ; 3° la même eau filtrée au sable, au grès et au charbon.

L'eau du canal de l'Ourcq, non filtrée, a une saveur marécageuse bien manifeste ; cette même eau, filtrée seulement au sable et au grès, retient exactement la même saveur, elle en est complètement privée, lorsqu'il entre du charbon en quantité convenable dans la composition du filtre.

L'eau de Seine recueillie à l'Hôtel-Dieu, et provenant de la pompe Notre-Dame, nous a paru complètement exempte de saveur étrangère, après avoir été filtrée au sable et au grès seulement; mais de l'eau de Seine, recueillie dans l'établissement de la Boule-Rouge le 23 septembre 1839, provenant des réservoirs de Chaillot, possédait une légère saveur marécageuse, que ne lui enlevait pas le filtre au sable et au grès, et dont elle était complètement dépouillée par le filtre au sable, au grès et au charbon.

On sait que l'action désinfectante du charbon sur les eaux putrides est bornée ; que, parfaitement dégagées d'odeur et de saveur, elles ne tardent pas à se corrompre de nouveau, surtout lorsque la température est élevée. Il importait de déterminer si cet effet était encore sensible sur les eaux potables de Paris.

Nous avons placé, dans des flacons de verre, de l'eau du canal de l'Ourcq et de l'eau de Seine, filtrées et dégagées de toute odeur et saveur étrangères par le charbon. Nous les avons conservées, pendant quinze jours, à une température de 20 ° cent.; après ce laps de temps, elles n'avaient pas repris l'odeur et la saveur primitives : elles étaient semblables à l'eau que l'on vient de filtrer immédiatement.

Nous agissions comparativement sur de l'eau recueillie dans l'égout de la rue Saint-Jacques, avant sa réunion à la Seine. Le filtre au charbon enlève toute odeur et toute saveur putrides à cette eau infecte. Dans un premier essai, le filtre n'était pas monté avec tous les soins convenables; l'eau était dégagée de son odeur et de sa saveur putrides ; mais, en l'examinant avec soin, on apercevait encore quelques flocons de matière organique nageant dans cette eau. Après douze heures, elle commença à se troubler ;

après vingt-quatre heures, elle avait repris en grande partie son odeur et sa saveur putrides. Dans une seconde expérience, l'eau infecte était dépurée par un filtre parfaitement monté ; aussi, elle était privée de toute odeur et de toute saveur putrides, et elle était parfaitement limpide. Conservée pendant douze jours dans un flacon bouché à l'émeri, à une température variant entre 15° et 22° cent., elle ne s'est pas troublée, et n'a pas repris son odeur et sa saveur primitives ; cependant elle contient encore en dissolution une assez grande quantité de matières organiques, dont on peut facilement déceler la présence au moyen d'une dissolution de tannin ou de bi-chlorure de mercure. Il est certain que, dans un temps donné, elle reprendra son odeur et sa saveur primitives.

CONCLUSIONS.

1° L'eau du canal de l'Ourcq a une saveur marécageuse dont elle n'est point dégagée par le filtre de sable et de grès, mais dont elle est complétement privée par le filtre de sable, grès et charbon convenablement monté ;

2° L'eau de Seine, qui n'a point séjourné dans les réservoirs me paraît exempte de toute saveur étrangère communiquée par les matières organiques en putréfaction, lorsqu'elle a été filtrée au sable et au grès ; mais l'eau de Seine conservée dans les réservoirs a quelquefois une légère saveur marécageuse dont elle n'est dégagée que par le filtre de charbon ;

3° L'eau du canal de l'Ourcq et l'eau de Seine, privées par le charbon de leur saveur marécageuse, ne la reprennent pas après quinze jours de conservation ;

4° De l'eau infecte, recueillie dans l'égout Saint-Jacques, a été privée de toute odeur et de toute saveur putrides par le filtre de sable, grès et charbon convenablement monté. Elle n'a repris ni odeur ni saveur pendant douze jours de conservation, la température variant entre 15° et 22° cent.

8 Octobre 1839.

Signé **BOUCHARDAT.**

Les propriétés du charbon étant reconnues indispensables pour amener une filtration complète des eaux, nous n'avons plus à considérer que l'emploi qui doit en être fait. L'expérience a démontré que le charbon, en agissant sur les eaux de la Seine et de l'Ourcq, devait être employé dans la proportion de 1/600 de ces eaux ; il a donc fallu construire des appareils qui permissent le renouvellement fréquent de cet agent. Ceux qui sont établis à la Boule-Rouge, soit par le système ordinaire, soit par celui des vases clos, offrent tous les moyens et toutes les garanties désirables. En effet, dans les uns comme dans les autres, il suffit de peu de temps pour changer le charbon. Cette condition devra être considérée comme indispensable à toute bonne filtration, et MM. les ingénieurs devront toujours s'assurer de la facilité de cette opération, pour être convaincus de la réalité et de la bonté des résultats.

Il résulte de cette nécessité du renouvellement du charbon, une dépense qui doit être évaluée en dehors de tous les autres frais de manutention des matières inertes et de l'entretien des appareils ; cette dépense, calculée au 1/600 comme terme moyen, sera d'un centime par hectolitre d'eau ; d'où il résulte que la filtration ne pourra à cet égard être faite à moins d'un centime en plus par chaque hectolitre de ce que coûterait celle au sable et au grès ; mais si l'on considère l'importance qui résulte pour la population de ne boire que des eaux parfaitement dépurées, nul doute que les administrations municipales ne consentent à faire cette dépense, sans laquelle toute filtration ne serait qu'incomplète. Je viens donc leur proposer l'emploi de mes moyens, en leur offrant de faire exécuter, sous les yeux des commissions qu'elles désigneront, toutes les expériences propres à les convaincre des résultats que j'ai avancés. Ces expériences seront faites dans l'établissement de la Boule-Rouge, dans lequel je filtre et purifie journellement de 2,500 à 3,000 hectolitres d'eau pour le compte de la ville de Paris,